AF462533

ÉTUDES

SUR

LE SANG DE RATE

DES ANIMAUX

D'ESPÈCES OVINE ET BOVINE

Tg 1c
100

Caen. — Imprimerie Nigault de Prailauné.

ÉTUDES

SUR LE

SANG DE RATE

DES ANIMAUX

D'ESPÈCES OVINE ET BOVINE

PAR

J.-Isidore PIERRE

Membre correspondant de l'Institut
Professeur de chimie générale et de chimie appliquée à l'agriculture
près la Faculté des Sciences de Caen
Secrétaire de la Chambre consultative
Et de la Société d'Agriculture et de Commerce de Caen
Correspondant de la Société impériale et centrale d'Agriculture de France, etc.

PARIS

LIBRAIRIE CENTRALE D'AGRICULTURE ET DE JARDINAGE

RUE DES ÉCOLES, 82, PRÈS LE MUSÉE DE CLUNY

— **Auguste GOIN, éditeur** —

1865

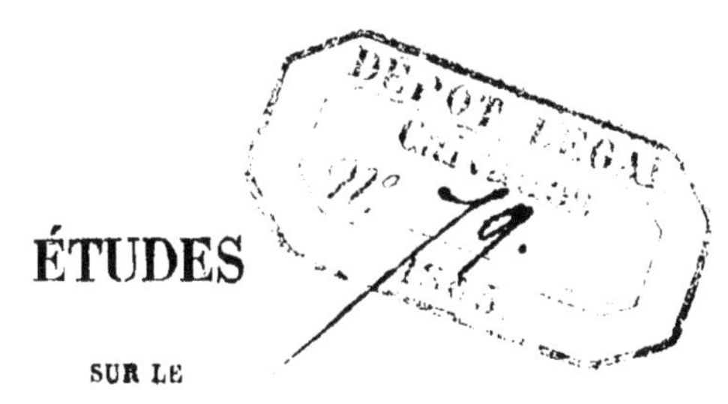

ÉTUDES

SUR LE

SANG DE RATE

DES ANIMAUX

D'ESPÈCES OVINE ET BOVINE.

INTRODUCTION.

La maladie connue généralement sous le nom de *sang de rate*, porte encore une foule d'autres noms variant d'une localité à l'autre, tels que ceux de *chaleur*, *mourroy-rouge*, *pisse-sang*, *coup de sang des champs*, ou simplement *sang*.

C'est un des fléaux les plus désastreux pour l'agriculture des pays sujets à cette redoutable maladie qui prélève, depuis longtemps, une dîme si lourde sur les troupeaux et dans les étables d'une partie de la Beauce.

On affirme que le sang de rate enlève en moyenne, chaque année, plus du dixième des bêtes ovines de cette partie de la Beauce, et l'espèce bovine lui paie souvent aussi un tribut considérable.

On a vu, dans certaines années, et dans certaines localités dont le sol est *sec* et calcaire, la mortalité s'élever quelquefois jusqu'au quart, jusqu'au tiers même de l'effectif d'un troupeau.

Feu Delafond, d'après des renseignements pris sur place, estimait à plus de **7** millions de francs, pour l'année **1842** seulement, la perte en argent subie par la Beauce tout entière, sur ses troupeaux, par suite du sang de rate [1].

La maladie frappe ordinairement d'abord les animaux les plus beaux, ceux qui donnent le plus d'espérances; elle les frappe dans la vigueur de l'âge, et ce n'est que plus tard qu'elle sévit sur les bêtes âgées de moindre valeur.

[1] Il évaluait la population ovine de la Beauce à **1 500 000** têtes et la mortalité à 19 pour 100, ce qui représentait **285 000** moutons; en les estimant à 25 fr. par tête, on obtient un chiffre de 7 125 000 fr., c'est-à-dire plus de ***sept millions***.

Les évaluations de Delafond sont confirmées par celles de M. L. Rousseau, d'Angerville (Seine-et-Oise). Cet habile agriculteur évalue les pertes moyennes ***annuelles*** dues aux maladies du sang, en y comprenant les fièvres charbonneuses, pour la période décennale qui vient de finir, en 1862,

à 12 ou 15 pour 100 au moins dans l'espèce ovine,
10 — 12 pour 100 dans l'espèce bovine.
6 — 8 pour 100 dans l'espèce chevaline.

Il estime que, pendant la période décennale précédente, ces pertes ont dû s'élever à 20 ou 25 pour 100, surtout pour l'espèce ovine.

Il ne saurait entrer dans mon plan de faire une étude complète de la maladie, au point de vue spécial de la physiologie et de l'art vétérinaire ; je reconnais à cet égard toute mon incompétence. D'éminents vétérinaires ont étudié, à diverses reprises, la nature de la maladie, et j'aurais mauvaise grâce à vouloir y revenir après *Yvart* et *Delafond*, après MM. *Rayer* et *Davaine*. Mon seul but est de fournir quelques données sur les causes probables de la maladie, et de voir si ces causes peuvent être modifiées par la volonté et par la puissance de l'homme.

Fils d'une des nombreuses victimes de ce redoutable fléau, attaché par des liens nombreux d'affection sympathique ou de proche parenté à beaucoup d'agriculteurs payant chaque année leur tribut au sang de rate, je me suis trouvé, depuis trop longtemps, en position de constater la déplorable influence du fléau sur les progrès de l'agriculture beauceronne.

Frappé dans l'une des sources les plus actives de ses profits, le cultivateur est moins disposé à faire à la terre ces avances qui conduisent, par l'amélioration du sol, à une culture plus intensive ; frappé dans son bétail, c'est-à-dire dans ses producteurs naturels d'engrais, il est obligé de faire un prélèvement sur ses autres bénéfices pour maintenir la fertilité de ses terres, en faisant appel aux engrais commerciaux.

Placé près de la limite de ce plateau tristement

célèbre où la maladie est en quelque sorte endémique, je l'ai vue souvent diminuer sur certains points, se restreindre dans quelques exploitations d'une manière durable ou même cesser tout à fait ses ravages, principalement sur l'espèce bovine, par suite de certains changements dans la nature des cultures et dans le régime alimentaire des animaux.

CHAPITRE PREMIER.

NATURE ET SIÉGE DE LA MALADIE.

Une maladie qui cause depuis longtemps de si grands ravages devrait être bien connue ; cependant il existe encore, à cet égard, chez les vétérinaires, même les plus autorisés, de notables dissentiments ; les uns, se fondant sans doute sur la rapidité avec laquelle se décomposent les animaux qui succombent à la maladie, veulent y voir toujours une affection de nature essentiellement charbonneuse ; d'autres, une sorte d'apoplexie ; d'autres enfin, se fondant sur une observation plus attentive des faits vus sur place, pensent qu'on a souvent confondu sous le même nom deux genres de maladie bien distincts, qui se manifestent quelquefois dans les mêmes lieux, et qui sont dues à des causes différentes. Nous partageons volontiers cette dernière manière de voir, et il nous sera permis, pour montrer que l'affection charbonneuse doit être l'exception dans l'espèce ovine, de rappeler que les cas de charbon ne sont pas plus communs chez les bergers de la Beauce chargés de dépouiller les moutons morts, que chez les autres individus du même pays ; et cependant ils ne prennent généralement guère de précautions pour s'en préserver.

Voici maintenant le résultat des observations directes :

Lorsqu'on fait, immédiatement après la mort, l'autopsie d'un mouton qui vient de succomber au sang de rate, on voit :

1° Que la muqueuse de l'intestin grêle est congestionnée ;

2° Que les reins sont toujours gros et d'un rouge foncé à l'intérieur ;

3° Que les canaux urinaires, ainsi que la vessie, contiennent le plus souvent de l'urine sanguinolente ;

4° Que les vaisseaux lymphatiques charrient de la lymphe mélangée de globules sanguins ;

5° Que les capillaires artériels et les nombreuses petites veines du cerveau sont gorgés de sang.

Les animaux qui sont sur le point d'être atteints du mal qui doit infailliblement les emporter ont une vivacité plus grande que d'habitude et une excitabilité qui ne sont point ordinaires chez l'animal pris à l'état normal.

Le sang retiré de la jugulaire se coagule en trois ou quatre minutes, tandis qu'il en demande 7 à 8 en temps de santé normale ;

Ce sang est *très-riche en globules* et en *albumine* et *très-pauvre en éléments aqueux*.

Les urines deviennent roussâtres ;

L'animal succombe habituellement en 10, 15 ou 20 minutes, en rendant par les naseaux du sang écumeux, et en présentant le plus souvent les symptômes d'une asphyxie et d'une hémorragie interne.

La *rate* est le plus souvent gorgée d'un sang noir qui a considérablement distendu les cellules veineuses, au point d'en faire quelquefois plus que sextupler le poids.

C'est cette dernière circonstance qui a fait désigner depuis longtemps cette maladie sous le nom de *sang de rate.*

La maladie a son siége dans le système circulatoire, dit positivement *Delafond,* qui est allé l'étudier sur place par ordre du ministre de l'agriculture ; *elle est le résultat d'une proportion trop forte, dans le sang, des principes organiques nommés globules, fibrine et albumine ;* d'une trop petite *proportion d'eau, et enfin d'un trop plein de sang dans la circulation.*

CHAPITRE II.

LIEUX OU SÉVIT LA MALADIE, ÉPOQUE DE LA PLUS GRANDE MORTALITÉ.

Lieux où sévit la maladie.

Le sang de rate est généralement inconnu dans les pays frais, que la végétation y soit maigre et chétive, ou qu'elle y soit vigoureuse. C'est ainsi qu'on ne l'a jamais observée ou signalée en Angleterre, et il est assez curieux de voir, à côté d'une région décimée par la maladie, un pays tel que la Sologne, où elle est entièrement inconnue. C'est que, dans ce dernier pays, le sol est généralement très-humide, sablonneux, à fond argileux. Il est vrai qu'une autre maladie non moins grave, la *pourriture,* y sévit sur une assez grande échelle, et il n'est pas sans intérêt de remarquer, en passant, que cette dernière maladie est attribuée à un trop grand *appauvrissement* du sang, qui contient alors en proportion insuffisante ces mêmes principes qui surabondent chez les animaux affectés du sang de rate.

La nature du fonds vient-elle à changer près du plateau de la Beauce ; la sécheresse du sol alterne-t-elle, dans ce dernier pays, avec des parties humides et marécageuses, le sang de rate aura ses rémittences pour aller reparaître plus loin avec le sol calcaire et sec.

Les terrains maigres et siliceux à pacages naturels, les friches n'y sont guère soumis non plus.

En France, c'est surtout dans les départements où la culture en grand est arrivée à un certain degré de perfection, dans quelques plaines fertiles du midi de la France, et surtout dans la Beauce orléanaise, que règne cette désastreuse maladie.

Mais dans la Beauce elle-même, les lieux où la terre est ombragée, sablonneuse et fraîche, où les troupeaux, peu considérables, paissent dans le voisinage des bois, sur des friches, sur les grands chemins, la maladie ne fait que de rares victimes.

On a voulu chercher à mettre le mal sur le compte des améliorations apportées dans la culture depuis un demi-siècle ; mais il est de notoriété publique que les pays humides améliorés n'en sont pas atteints.

On a encore accusé du mal la constitution chimique du sol, la sécheresse de l'air, et le pacage sur des plantes cultivées par les soins de l'homme dans les pays de grande culture ; mais nous sommes disposé à disculper la culture sur ce dernier chef, car les chevaux, dans la plaine de Caen, ainsi que les vaches, passent la plus grande partie de l'année, non au parc, mais au piquet, dans *des prairies artificielles très-fertiles* où ils trouvent une abondante et saine nourriture, et le sang de rate y est inconnu, bien que le sol y soit, comme dans la Beauce, très-riche en principe calcaire.

Époque de la plus grande mortalité.

Là où la maladie est endémique, et où elle sévit depuis longtemps, on observe des cas de mortalité pendant toute l'année. Mais c'est surtout à la fin du régime d'hiver, au commencement du régime d'été ou dès les mois d'avril et de mai, puis pendant les chaleurs de l'été, en juin, et surtout en juillet, août et pendant la première quinzaine de septembre, que l'on observe ces ravages qui font depuis si longtemps le désespoir des fermiers beaucerons.

L'été est-il pluvieux : la mortalité est moins grande et peut descendre au-dessous de la moyenne du pays ; elle cesse, enfin, avec les pluies de septembre ou dure jusqu'à la fin du mois, s'il est très sec.

« La maladie du sang, dit M. Rousseau, se dé-
« clare habituellement après le pâturage des prai-
« ries artificielles *très-mûres, à demi desséchées*
« *sur pied, données à discrétion* pour refaire les
« animaux, et bien plus dangereuses que des four-
« rages secs consommés après avoir été fanés.

« Jamais la maladie ne sévit plus fortement
« qu'après et pendant les périodes de sécheresse
« et de chaleur qui arrêtent la végétation .... »

CHAPITRE III.

CAUSES PROBABLES DE LA MALADIE.

Bien des opinions ont été émises sur les causes de cette maladie qui a depuis longtemps appelé l'attention des vétérinaires chargés d'en constater les effets et d'en prévenir, s'il était possible, les désastreuses conséquences, mais je n'oserais affirmer que la question soit beaucoup plus avancée aujourd'hui qu'il y a cinquante ans.

Barrier père disait, en 1810 :

« Les causes les plus fréquentes de la maladie « paraissent devoir être attribuées au sol et à la vi« vacité des fourrages qui y croissent. En effet, « cette maladie est aussi fréquente *sur les sols lé« gers et calcaires*, sur ceux qui produisent le « sainfoin, qu'elle est rare sur tous les autres sols. »

C'était plutôt constater un fait qu'en indiquer réellement la cause ; mais nous devons ajouter que, pour ce qui concerne le fait, nos propres observations sont parfaitement d'accord avec celles de Barrier, bien que nous ne partagions pas son opinion sur la cause qu'il en donne.

Yvart avait également remarqué « que la maladie « sévissait avec plus de force dans les localités où « le sol était calcaire que dans celles dont le sol « était de toute autre nature. »

« J'ai remarqué, disait Delafond, que dans les « exploitations où les troupeaux ne mangeaient ex- « clusivement que des plantes cultivées par les « soins de l'homme, la maladie sévissait avec « force. Que si, cependant, au milieu de ces lieux « perfides pour les bêtes à laine se trouve une com- « mune, une ferme isolée où le sol est frais, om- « bragé par des bois, des plantations, de grandes « avenues, arrosé par un ruisseau ou par une ri- « vière, pourvu de prairies naturelles, ou couvert « de quelques hectares de friches, ces endroits « sont généralement respectés. »

Delafond avait évidemment en vue, sous le nom de plantes cultivées par les soins de l'homme, celles qu'on désigne ordinairement sous le nom de *prairies artificielles ;* mais nous ne pouvons admettre non plus que les prairies artificielles puissent être *essentiellement*, par leur nature, la cause principale de la maladie.

Par conséquent, nous ne pouvons partager l'opinion de Barrier, qui semble accuser le sainfoin. En effet, les chevaux et les vaches, dans la majeure partie de la plaine de Caen, n'ont pas d'autre nourriture, pendant cinq à six mois de l'année, que le sainfoin donné en vert, presque à discrétion, et cependant le sang de rate y est inconnu.

Delafond aurait pu ajouter encore un fait souvent constaté, c'est que si, pendant que la maladie sévit avec énergie sur un troupeau, on envoie celui-ci paître dans un lieu frais et humide ou marécageux, la mortalité diminue bien vite au bout de quelques jours, et cesse bientôt presque entièrement, comme par enchantement, pour reprendre ensuite son cours au bout de quelques semaines, si, *après un court séjour* dans ce lieu humide, le troupeau revient dans ses pâturages ordinaires, quand la saison est encore chaude et sèche, c'est-à-dire dans des conditions à peu près semblables à celles dans lesquelles il se trouvait quand il était décimé par le sang de rate [1].

Dans une récente communication faite à l'Académie des sciences de l'Institut, M. Davaine, se fondant sur des observations faites en commun avec M. Rayer, en 1850, et sur de nouvelles et récentes observations sur du sang des moutons affectés de la maladie du sang de rate, est disposé à croire que le développement de bactéridiés (corpuscules vivants microscopiques) dans le sang des animaux pendant la vie, peut être considéré comme une des principales causes de la maladie.

M. Davaine se trouvait ainsi conduit à voir,

[1] Suivant M. *de la Nourrais*, dans la commune de Livilliers (Seine-et-Oise), où le sang de rate sévit assez fréquemment sur les animaux d'espèces ovine et bovine, les cultivateurs du pays en attribuent la cause à *la nourriture, qui est trop forte*, et qui a trop de feu.

Cependant, ajoute M. de la Nourrais, *les terres de Livilliers ne sont que de deuxième et de troisième classe*, tandis que la commune d'Horonville, qui lui est contiguë, et *dont les terres sont excellentes et très-productives*, *ne voit presque jamais* d'accidents de cette nature (Correspondance particulière).

dans cette production de bactéridiés en granp nombre, dans le sang des animaux vivants, un phénomène présentant beaucoup d'analogie avec le curieux phénomène de la multiplication active des vibrions ou des bactéries pendant la fermentation butyrique, c'est-à-dire sous l'influence des causes qui donnent naissance à l'acide particulier auquel le beurre doit sa rancidité, et qui, pour cette raison, a reçu le nom d'acide *butyrique*.

Des observations qui me sont personnelles conduiront peut-être à établir entre les deux ordres de faits des rapports plus intimes encore :

J'ai constaté, il y a environ six ans (*Recherches théoriques et pratiques sur divers sujets d'agronomie*, un vol. in-8°, 1863), que presque toutes les eaux de mares contiennent de l'acide butyrique ou des butyrates, par conséquent doivent contenir des bactéries d'après les observations de M. Pasteur. Or, dans la plupart des fermes de la Beauce, les animaux n'ont souvent d'autre boisson que l'eau de ces mares.

Je me bornerai, quant à présent, à citer ce fait sans chercher si les bactéries introduites dans le canal digestif passent dans l'appareil circulatoire, ni comment elles y pénètrent. Je ne chercherai pas non plus s'il est permis de conclure, de la présence de ces animalcules dans le sang des animaux, qu'ils sont la cause réelle et principale de la maladie qui nous occupe [1].

[1] Voir la note A, à la fin de ces Études.

Jusqu'à présent nous avons plutôt enregistré des faits que nous ne leur avons assigné une cause. En effet, que le sang des animaux qui succombent au sang de rate soit plus riche en globules, plus riche en albumine, qu'il soit, en un mot, plus *plastique*, ou qu'il contienne un plus ou moins grand nombre de ces êtres microscopiques qu'on désigne sous le nom de bactéries ; que cette plus grande plasticité ou que ce développement anormal de bactéries puisse occasionner la mort des animaux chez lesquels ces phénomènes ont lieu, nous n'avons encore ainsi que la cause prochaine de la mort. Pourquoi cette plus grande plasticité du sang se manifeste-t-elle plutôt dans certains pays que dans d'autres? Pourquoi ce développement de bactéries ne s'observe-t-il pas partout, et pourquoi là plutôt qu'ailleurs? C'est ce qu'il serait important de connaître, et c'est sur ce point spécial et capital tout à la fois que je voudrais essayer d'apporter quelque lumière, par des considérations d'un autre ordre, basées également sur des faits observés avec soin.

On a souvent encore attribué la maladie à des repas trop copieux, à une exposition imprudente à un soleil trop ardent, au passage trop subit de la chaleur au froid ; c'est une opinion qui ne nous paraît pas fondée, car s'il en était ainsi, il n'y aurait guère moyen d'en garantir les troupeaux, qui, d'ailleurs, devraient être attaqués partout où ces causes peuvent agir, tandis qu'il en est autrement ; que les pays ombragés y soient moins exposés que les pays complètement découverts, c'est un fait dont l'explication trouvera naturellement sa place plus tard; *les aliments ne sont pas de la même nature dans les deux cas.*

Les causes que nous venons d'indiquer ne donnent pas la maladie, mais elles peuvent contribuer peut-être à la faire éclater chez les animaux disposés et déjà préparés, en quelque sorte, par l'épaississement de leur sang.

Les influences de climat et de sécheresse méritent d'être prises en considération, mais il ne faut pas trop s'en exagérer la portée, puisque deux pays contigus peuvent offrir, sous le rapport du danger, d'assez grandes différences.

On s'est encore demandé si certaines races avaient une prédisposition plus ou moins prononcée pour le sang de rate ; et l'on avait pensé que la race métis-mérinos plus ou moins voisine du mérinos pur, qui domine presque exclusivement dans la Beauce, était plus sujette à contracter la maladie, et l'on croyait pouvoir citer comme exemple opposé la race solognote.

Nous ne ferons que deux courtes observations à ce sujet, les voici :

D'abord, il est assez rare de faire naître des solognots en Beauce, et la plupart de ceux qu'on y voit, assez peu nombreux du reste, proviennent *d'ailleurs*, et comme cette race appauvrie est peu difficile en fait de nourriture, elle est l'objet de moindres soins que la race métis-mérinos, et sa nourriture est en général moins succulente et moins abondante; enfin son sang plus pauvre pourrait supporter plus impunément, au moins pendant un certain temps, une alimentation très-substantielle.

En second lieu, la race qui paie au sang de rate un si large tribut se trouve également dans les pays voisins qui paraissent exempts du fléau.

Enfin nous ajouterons, pour ce qui concerne l'espèce bovine, que la majeure partie des vaches de la Beauce viennent de la Normandie, où le sang de rate est inconnu.

Reste donc à chercher l'influence du régime alimentaire, et à mon avis c'est là qu'il faut attaquer le mal dans sa racine; c'est là que se trouveront les meilleures chances de le combattre avec succès.

Revenons un peu sur nos pas :

A quelle époque la maladie commence-t-elle à sévir avec quelque intensité?

— D'abord au printemps,

Puis pendant les mois d'été, pour cesser avec les pluies d'automne.

Suivons d'abord le *régime d'hiver*.

Les fermiers de la Beauce sont très-fiers de leurs troupeaux, qui sont pour eux une source de réels profits, lorsque la maladie les épargne; aussi tiennent-ils à les maintenir en bon état, et leur font-ils distribuer, pendant l'hiver, une nourriture abondante et substantielle, composée d'excellents fourrages, sainfoin, trèfle, luzerne, orge et avoine en branche, et parfois même du blé non battu, lorsque le prix n'en est pas trop élevé ; on leur donne encore des vesces, jarrosses, pois gris en grains, c'est-à-dire non battus ; or tous ces aliments contiennent, en proportions élevées, les éléments qui concourent pour la plus grande part à la production des principes plastiques du sang ; l'écorce de la plupart de ces graines contient, en outre, un principe résinoïde excitant, qui ne doit pas être sans influence sur l'organisme des animaux. Si nous ajoutons encore que les bergers, non moins fiers que leurs maîtres de la beauté de leurs troupeaux, sont trop souvent disposés à dépasser, dans la fixation de la ration, les limites du raisonnable, et qu'enfin, dans beaucoup de fermes, les peaux des bêtes mortes sont un des profits du berger, on ne devra plus être aussi surpris de cette disposition pléthorique d'animaux nourris ainsi, ni des accidents qui en doivent être la conséquence toute naturelle.

Régime du printemps.

Nous arrivons au printemps, époque à laquelle surgit un nouveau stimulant de l'appétit, l'herbe tendre ; mais, dans la partie sèche de la Beauce, cette herbe tendre n'est pas aqueuse comme partout ailleurs ; au lieu de contenir 85 à 90 parties d'eau pour 100 parties d'herbe verte et jeune, elle n'en contient guère, dans certaines années, que 75 à 80, c'est-à-dire qu'à poids égal de nourriture verte, cette herbe tendre de la Beauce contient 20 à 25 pour 100 de nourriture sèche au lieu de 10 à 15 que renferme habituellement la jeune herbe de la plupart des autres pays moins secs. En absorbant la même quantité d'herbe verte, le mouton de la Beauce aura donc consommé 30, 40, 50, et même jusqu'à 60 pour 100 de nourriture réelle de plus que l'animal qui vit dans un pays plus frais. (Voir plus loin la note justificative B.)

Mais ce n'est pas tout encore, cette nourriture que nous supposerons formée, dans les deux cas, de plantes de mêmes espèces, pour mieux préciser notre point de vue spécial ; cette nourriture, en apparence la même, peut encore présenter des différences très-grandes dont l'appréciation doit maintenant nous occuper :

J'ai constaté en effet que, si l'on compare deux plantes de même espèce, parvenues au même degré d'avancement dans leur développement, mais de tailles différentes, la plus grande sera très-notablement moins riche en principes azotés et en substances minérales. Le fait a été constaté pour toutes les plantes que j'ai examinées, plantes fourragères, légumineuses, graminées, colza, betteraves, etc. (Voir plus loin la note justificative C.)

Or les plantes qui poussent sur le plateau sec de la Beauce orléanaise, dans des terres peu profondes, n'acquièrent habituellement, surtout dans les années sèches, qu'une hauteur assez médiocre ; elles doivent donc contenir, sous un petit volume, une forte proportion de principes alibiles, et produire un sang beaucoup plus riche en principes plastiques.

Lorsque, sur un marché, se trouvent en concurrence des petits foins de prairies hautes et sèches et des grands foins de prairies fraîches, il n'est aucun connaisseur qui ne donne sans hésiter la préférence aux premiers, parce qu'à poids égal ils constituent un plus riche aliment.

Cette différence ne s'applique pas seulement aux foins de prairies naturelles, car sur notre place de Caen les grands sainfoins des fortes terres subissent une dépréciation d'environ 20 pour 100 par rapport aux sainfoins beaucoup plus courts des petites terres.

Le plateau sec de la Beauce étant généralement riche en calcaire, sa flore est plus riche en légumineuses ; or il résulte de toutes mes analyses que, parmi les plantes fourragères ordinaires, les légumineuses sont généralement, à poids égal, plus riches en principes azotés nutritifs que la plupart des autres plantes susceptibles de servir de pâture aux animaux. *Ceux qui se nourrissent de plantes légumineuses consomment donc des aliments plus riches en principes plastiques que ceux qui consomment le même poids de plantes fourragères de la famille des graminées, ou qui vivent dans les prairies naturelles.*

Les plantes de la famille des légumineuses sont généralement riches en organes foliacés. Dans les plantes peu développées en hauteur, la proportion du poids des organes foliacés, comparé à celui du reste de la plante, est notablement plus élevée que dans les plantes de même espèce qui ont acquis un développement considérable en hauteur.

Les animaux qui se nourrissent de ces plantes consomment donc une proportion relativement plus considérable d'organes foliacés ; or j'ai constaté, par l'analyse chimique, que les organes foliacés d'une plante sont *beaucoup plus riches* en substances minérales, en oxyde de fer, et surtout en principes azotés que le reste de la plante. *L'alimentation de ces animaux est donc relativement beaucoup plus substantielle que celle des animaux qui consomment le même poids de plantes de la même famille, mais dans lesquelles sont relativement moins abondants les organes foliacés.*

Lorsqu'une plante pousse dans un terrain sec, où son développement en hauteur est assez limité, la partie de la tige privée ou dépouillée de feuilles est, relativement, moins considérable, de telle sorte que chaque tige ne peut être rigoureusement considérée comme une miniature d'une plante plus haute de même espèce, mais bien plutôt comme sa partie supérieure, par son apparence et par sa composition ; or il est maintenant incontestable que la partie supérieure d'une plante contient en plus forte proportion que le reste de la plante les principes ferrugineux, minéraux et azotés. (Voir plus loin la note D, à la fin de ces études.)

Les animaux qui consomment à discrétion ces

plantes, reçoivent donc une nourriture beaucoup plus substantielle que celle des animaux qui vivent de plantes de même espèce ayant crû dans un terrain différent qui leur permet d'acquérir un développement plus considérable.

Régime d'été.

Les animaux qui, après avoir échappé à la maladie pendant le printemps, sont soumis au régime d'été, arrivent donc nécessairement avec un sang fortement enrichi par le régime d'hiver, et entretenu par celui du printemps.

Ils se nourrissent alors d'herbes fines, succulentes, presque entièrement composées de feuilles, de regains à demi desséchés, plus riches que les bons foins secs ordinaires, et essentiellement feuillus, d'épis tombés dans les chaumes, épis que le berger leur fait consommer d'autant plus vite et plus abondamment qu'il ne veut pas les laisser à d'autres bergers dont il craint la concurrence, par suite du régime actuel du droit de parcours. En un mot, nous voyons la même cause sans cesse agissante, qui ne peut que produire un effet constant, soutenu, l'enrichissement du sang, enrichissement exagéré, avec les fâcheuses conséquences qui en peuvent résulter.

Voilà pour les bêtes à laine copieusement, trop copieusement entre-hivernées. Mais nous devons dire aussi qu'il est des fermiers qui, faute de ressources fourragères suffisantes ou pour d'autres causes, sont beaucoup moins généreux envers leurs troupeaux pendant l'hiver, que ceux dont nous avons parlé, sans toutefois en faire l'éloge.

Leurs animaux, affamés par un régime d'hiver insuffisant, soumis tout à coup à un régime plus succulent, consomment davantage, font tout à coup trop de sang, *un sang trop riche*, acquièrent bientôt un état pléthorique dangereux, et succombent de la même manière que ceux qui, ayant déjà un sang riche, en font un excès sous l'influence de cette alimentation trop succulente; aussi sont-ce toujours les moutons les plus beaux et les plus vigoureux qui succombent.

Il en est de même des brebis qui n'ont pas agnelé. Celles qui ont agnelé, appauvries et fatiguées par la gestation et par l'allaitement, supportent mieux ce régime tonique et nutritif à l'excès.

Il convient d'ajouter à ces divers inconvénients celui de ne pas abreuver suffisamment, ni assez souvent, en été, ces pauvres animaux qui n'ont parfois d'autre boisson que la rosée du matin, lorsqu'il s'en est déposé.

Régime d'automne.

Lorsque le mois de septembre est sec et chaud, les conditions dans lesquelles se trouvent les animaux diffèrent peu de celles que nous signalions à l'occasion du régime d'été.

Les animaux trouvent de jeunes trèfles, de la

petite minette, de la renouée (herbe de fer), plantes d'autant plus nourrissantes qu'elles se sont moins développées à cause de la sécheresse, et qu'elles sont moins aqueuses faute d'humidité.

Les animaux trouvent encore des regains à demi desséchés très-riches en matières sanguifiables. Aussi le mois de septembre est-il quelquefois un des mois les plus désastreux.

M. Rousseau a parfaitement résumé cette influence, en disant que rien n'est dangereux comme le pâturage des prairies artificielles très-mûres, à demi desséchées sur pied, données à discrétion ; et qu'on observe habituellement une recrudescence de mortalité après et pendant les périodes de sécheresse et de chaleur qui arrêtent la végétation.

Lorsqu'on arrive à l'arrière-saison, quand les nuits longues et fraîches ont rendu aux plantes l'humidité qui leur manquait en été ; lorsque les pluies d'automne ont fait développer de nouvelles herbes tendres, aqueuses, dans lesquelles il n'existe, sous un volume considérable, qu'une quantité de substance alimentaire réelle très-restreinte, la mortalité diminue rapidement, peut même cesser tout à fait.

Nous ne saurions trop rappeler ces faits d'observation générale : 1° que la maladie est beaucoup moins à craindre dans les années humides et fraîches que dans les années chaudes et sèches ; 2° que, dans la même terre, le même fourrage peut acquérir, dans une année humide, de plus grandes dimensions que dans une année sèche; 3° enfin, qu'à poids égal le fourrage vert parvenu à un développement déterminé, à la floraison, par exemple, contient plus d'eau et moins d'éléments réellement nutritifs et sanguifiables dans une année humide que dans une année sèche.

Si je reviens avec tant d'insistance, et sous des formes diverses, sur les faits de cette nature, c'est parce que je suis convaincu que l'interprétation de ces faits et les conséquences qui en découlent doivent jouer un rôle capital dans les moyens préventifs à opposer à l'invasion de la redoutable maladie qui nous occupe.

CHAPITRE IV.

EXAMEN DE QUELQUES UNES DES CAUSES DIVERSES AUXQUELLES ON A SOUVENT ATTRIBUÉ LA MALADIE.

Nature ferrugineuse du sol. — On a souvent accusé la nature ferrugineuse du sol et du sous-sol de certaines parties de la Beauce, de jouer un rôle considérable dans les causes qui prédisposent les animaux à la maladie du sang de rate. Je ne crois pas que cette opinion soit fondée, parce qu'il ne serait pas difficile de trouver bien des contrées où le sol est au moins aussi ferrugineux que celui de la Beauce, et où cependant on connaît à peine le nom de la maladie qui nous occupe.

Cette opinion, professée par d'habiles vétérinaires, a probablement eu son origine dans un rapprochement spécieux, et l'on s'est dit : « Le « sang des animaux qui succombent au sang de « rate est très-riche en globules rouges ; c'est dans « ces globules que se trouve accumulée la plus « grande partie du fer contenu dans le sang ; le « fer doit donc jouer, dans la maladie, un rôle « important.

« D'un autre côté, on trouve le fer en abondance « dans le sol des pays décimés par le sang de rate ; « c'est lui qui fournit aux plantes le fer que celles- « ci transmettent aux animaux qui s'en nourrissent.

« La nature ferrugineuse du sol doit donc jouer ici « un rôle de premier ordre. »

Je rappelais, il n'y a qu'un instant, ce fait bien connu, que le sol cultivable est très-ferrugineux dans beaucoup de pays où le sang de rate est inconnu. Le rôle qu'on a cherché à faire jouer à la constitution chimique du sol n'a donc pas toujours cette importance qu'on a cherché à lui attribuer.

Sans aucun doute, le développement des végétaux est influencé par le sol destiné à les nourrir, mais c'est moins sur la nature des éléments constitutifs des plantes que cette influence se fait sentir, que sur le développement de certains organes spéciaux de ces dernières.

Par exemple, c'est dans les feuilles et dans les parties vertes des plantes que se distribue la majeure partie du fer que l'on y trouve ; tout ce qui tend à favoriser le développement des feuilles et des parties vertes en général, et à restreindre le développement des tiges, tend par cela même à rendre plus ferrugineuses les plantes d'une espèce déterminée (trèfle, sainfoin, etc.). Or tout le monde sait que la lumière joue un grand rôle dans la végétation des plantes, que son intervention est nécessaire pour le développement des parties vertes. Tout ce qui tend à rendre plus complète et plus efficace cette action de la lumière doit donc avoir également une influence marquée sur la proportion de fer contenue dans une plante.

Mais lorsque la végétation est peu active, que les plantes n'acquièrent qu'une hauteur assez limitée, ne sont-elles pas dans d'excellentes conditions pour faire prédominer dans leur organisme ces éléments sur lesquels la lumière paraît avoir une action si efficace? N'est-ce pas là ce qui arrive habituellement dans ces *terres peu profondes* dont on a si souvent parlé dans les discussions relatives au sang de rate ?

Nous reconnaissons volontiers que le fer doit jouer un rôle important dans les modifications des qualités du sang chez les animaux. Mais, dans la maladie qui nous occupe, on trouve autre chose que de nombreux globules dans le sang des animaux qui succombent.

Leur sang est beaucoup plus riche en principes plastiques qu'il ne l'est à l'état normal ; il faut, de toute nécessité, que les animaux aient trouvé dans leur nourriture les éléments constitutifs de ces principes plastiques. Or j'ai depuis longtemps constaté que c'est encore dans les organes foliacés et dans la partie supérieure des plantes que se trouvent en plus grande abondance les substances riches en azote susceptibles de fournir au sang les aliments qui contribuent à sa plasticité.

En somme, on s'est beaucoup exagéré l'influence de la constitution chimique du sol ; la part qu'on lui attribue doit être avec plus de raison attribuée à la manière dont se développent les plantes qui croissent à sa surface, et si la composition chimique d'une plante d'espèce donnée présente des différences d'un sol à un autre, ces différences peuvent être attribuées à l'inégale prédominance de certains organes (feuilles, tiges, etc.). Au point de vue alimentaire, cette prédominance dans tel ou tel sens peut constituer des différences très-sensibles, dont on ne s'est pas assez préoccupé jusqu'ici.

Prairies artificielles. — On a si souvent accusé du mal les prairies artificielles, et Delafond a si nettement formulé cette accusation, que nous devons y revenir encore une fois, pour essayer de montrer à quel point de vue cette opinion peut être fondée, et en quoi elle nous paraît exagérée. Il en est des prairies artificielles comme de beaucoup d'autres choses ; suivant le mode d'emploi, on peut en tirer bon ou mauvais parti. Les couteaux ne cesseront pas d'être une chose utile parce qu'un maladroit n'aura pas su s'en servir sans se blesser.

Les plantes habituellement cultivées en Beauce pour prairies artificielles sont le *sainfoin*, le *trèfle*, plus rarement la *luzerne*, les *vesces*, *jarosses* et les *pois gris* dits *pois de brebis*. La première coupe du sainfoin est ordinairement destinée à être fanée pour la consommation journalière des chevaux de la ferme ; ce n'est que par exception, et pour les sainfoins vieux et médiocres, qu'on les fait consommer sur pied par les animaux d'espèces ovine et bovine, auxquels sont exclusivement réservés les regains, aux derniers surtout.

Si Delafond s'était borné à signaler les dangers

qui, dans la Beauce, résultent de l'excès de valeur nutritive des aliments fournis par les prairies artificielles, dans les conditions où elles sont consommées, nous n'aurions aucune objection à faire, et nous serions entièrement de son avis ; mais nous ne pouvons plus partager son opinion lorsqu'il fait porter son accusation sur les prairies artificielles en tant que nature de plantes, puisqu'il est reconnu que ces mêmes plantes ne produisent pas partout les mêmes effets. Mais alors comment peuvent-elles produire en Beauce des effets qu'elles ne produisent pas ailleurs?

Rappelons d'abord deux faits d'observation générale :

1° Que les animaux les plus exposés à la maladie sont généralement les plus beaux du troupeau, ceux qui ont le plus d'état.

2° Que les prairies artificielles sont proportionnellement plus riches en feuilles dans les pays exposés au sang de rate que dans les pays où la maladie est inconnue.

Ceci posé, il suffit d'observer les allures des plus beaux moutons d'un troupeau pour reconnaître que ce sont en général les plus gourmands.

Mais lorsque le fourrage est à discrétion, en quoi la nourriture de l'animal le plus gourmand diffère-t-elle de celle de l'animal du même troupeau qui paît avec lui dans un parc ou en complète liberté?

C'est que l'animal gourmand est presque toujours en avant des autres, qu'il ne broute que les parties les plus faciles à saisir, c'est-à-dire les sommités, les parties les plus tendres, les plus succulentes, les plus riches en organes foliacés. Mais j'ai déjà insisté plusieurs fois sur ce fait que ces parties de la plante sont les plus riches en principes plastiques. L'animal dont il est question consomme donc, en réalité, une nourriture plus substantielle que les animaux qui paissent derrière lui.

L'influence de cette circonstance est assez sensible pour qu'on ait observé, dans des conditions analogues, dans des pays où le sang de rate est pratiquement inconnu, des accidents résultant de la trop grande plasticité du sang chez des animaux paissant en liberté dans des trèfles un peu avancés dont ils ne broutaient que les sommités [1].

Plâtrage. — Quand un fléau comme celui qui nous occupe semble défier toutes les ressources de l'art, on se trouve naturellement porté à diversifier beaucoup les causes du mal, plutôt que de faire un aveu d'ignorance ; c'est ainsi qu'on a souvent accusé le plâtrage des prairies artificielles de contribuer au développement de la maladie.

« Le plâtrage augmente, dit-on, dans le sol de la « Beauce, la vigueur de la végétation des plantes « légumineuses qui forment la base des prairies « artificielles qu'on y cultive. Ces plantes, plus

[1] Voir mes Recherches sur les causes d'accidents produits par le trèfle incarnat, dans la plaine de Caen, sur de jeunes poulains paissant en liberté.

« vigoureusement développées, doivent être plus « nourrissantes, etc. »

C'est là une assertion dont il serait difficile de donner la preuve. J'irai même plus loin, en disant qu'elle exprime deux choses qui sont en contradiction: s'il est vrai de dire que le plâtrage augmente la vigueur du développement des prairies artificielles, il n'est plus vrai d'ajouter que les plantes aient acquis, poids pour poids, une plus grande valeur nutritive, par suite de ce développement plus abondant.

Nous avons déjà insisté, au contraire, en nous fondant sur l'analyse chimique et sur de nombreuses observations pratiques, que les plantes qui ont acquis un développement considérable sont moins nutritives que les plantes de même espèce qui se sont développées avec moins de vigueur.

Mais ce qui répond mieux que toute espèce de raisonnement à l'accusation formulée contre le plâtre, c'est l'expérience de tous les pays où le plâtrage se pratique avec succès et où le sang de rate est cependant inconnu. Dans la plaine de Caen, par exemple, où l'on connaît à peine de nom cette désastreuse maladie, le plâtrage des trèfles, du sainfoin, des luzernes, se pratique avec le même succès qu'en pleine Beauce.

L'influence du plâtre doit donc être nulle ou peu efficace dans la question qui nous occupe.

Stabulation dans des conditions défectueuses. — Beaucoup d'habiles vétérinaires ont attribué une influence capitale à la disposition défectueuse et au mauvais entretien des bergeries souvent trop petites pour le nombre d'animaux qu'elles contiennent, et souvent, en outre, à moitié remplies par le fumier qu'on y laisse accumuler pendant cinq à six mois.

Evidemment ce sont là des conditions hygiéniques déplorables, qu'il convient d'améliorer, pour le plus grand bien des animaux qui les subissent. Il nous est facile de juger de l'état de malaise dans lequel doivent se trouver des animaux entassés en trop grand nombre dans un local exigu, par les impressions de gêne pénible que nous éprouvons nous-mêmes quand nous sommes en trop grande foule dans une salle de réunion. L'accumulation des fumiers dans les bergeries ne peut qu'ajouter encore à ce malaise, par les émanations qui proviennent de sa fermentation.

Cependant, tout en appelant sérieusement l'attention des cultivateurs de la Beauce sur les fâcheuses conséquences d'un pareil état de choses, nous sommes bien forcé de reconnaître avec Delafond que les petites bergeries, qui sont ordinairement les plus mal tenues sous ce rapport, sont presque toujours celles qui, proportionnellement, paient le plus faible tribut à la maladie, et la seule différence importante qui distingue ces petites bergeries de celles des grandes fermes, c'est que la nourriture y est en général plus ménagée.

D'ailleurs l'époque de la stabulation des troupeaux n'est pas celle de la plus grande mortalité, puisque la maladie sévit principalement à l'époque où les animaux prennent aux champs la majeure partie de leur nourriture.

En résumé :

1° D'après les relevés statistiques, la mortalité par le sang de rate est, toutes choses égales d'ailleurs, plus considérable dans les fermes où la terre cultivée, peu profonde, recouvre immédiatement le tuf ou le sable ferrugineux.

2° Les plantes qui végètent sur un pareil sol contiennent, sous un petit volume, autant, sinon plus, de ces principes auxquels on attribue le rôle principal dans la production des éléments plastiques et excitants du sang, qu'on n'en trouve dans un volume plus considérable des mêmes plantes qui croissent sur un sol frais et profond;

3° En prenant, pendant toute l'année, une nourriture très-riche en principes éminemment sanguifiables (graines de céréales, graines de vesce, bisaille, etc., fourrages très-riches), les bêtes à laine de Beauce élaborent un sang trop plastique, trop riche en globules, en fibrine et en albumine, et trop pauvre en principes aqueux.

4° Ce sang, plus rouge, plus excitant, plus nourrissant, plus épais, plus coagulable qu'il ne devrait l'être, prédispose l'animal aux congestions, à la maladie qui nous occupe.

5° La sécheresse du climat et l'air vif qu'on y respire contribuent encore à rendre plus active l'influence d'un pareil régime alimentaire.

6° Enfin la stabulation dans des conditions défectueuses peut avoir sa part d'influence comme cause prédisposante, en modifiant d'une manière fâcheuse les conditions normales de la respiration.

CHAPITRE V.

LA MALADIE EST-ELLE CONTAGIEUSE.

On a discuté beaucoup et l'on discute encore sur la contagion et sur la transmission de la maladie aux animaux sains par des animaux soumis à l'affection morbide qui nous occupe.

Suivant les uns, la transmission aurait lieu par *inoculation;* suivant d'autres, cette transmission aurait lieu par *infection,* par suite du séjour simultané d'animaux sains avec des animaux malades dans une même bergerie ou dans un même enclos. Enfin d'autres personnes ont cru pouvoir douter de la contagion, soit par inoculation, soit par infection.

Il serait trop long de rappeler ici toutes les raisons alléguées en faveur de chacune de ces opinions; je me bornerai à quelques citations. Des expériences nombreuses ont montré qu'en inoculant à des animaux ayant l'apparence d'une santé parfaite, du sang infecté de bactéries et pris sur des animaux ayant succombé, les animaux inoculés ne tardent pas à succomber eux-mêmes ; on a constaté, en outre, dans le sang de ces derniers, la présence de bactéries en très-grand nombre [1].

[1] Voir la note A, à la fin de ces Études.

La transmission des bactéries peut donc avoir lieu par inoculation directe, par la volonté de l'opérateur ; mais comment cette inoculation se fait-elle dans la pratique ? Le simple contact des animaux suffirait-il, ou bien cette inoculation se ferait-elle par les chiens de bergers, lorsque, après s'être repus des restes d'animaux morts et souvent en putréfaction, ils vont pincer avec leurs dents le jarret des bêtes qui s'écartent trop loin ou ne sont pas assez dociles à la voix de leur gardien ? Enfin les mouches se chargeraient-elles du même office, comme nous les voyons parfois transmettre à l'homme des germes du putréfaction empruntés aux animaux en voie de décomposition, qu'on a trop souvent la négligence de ne pas enfouir ? La contagion, dans ce cas, est ordinairement de nature charbonneuse, tandis que beaucoup d'animaux succombent, dans la Beauce, sans avoir présenté au préalable les indices d'une fièvre de cette nature suffisamment caractérisée.

Nous nous permettrons donc d'émettre des doutes sur la trop grande importance qu'on paraît avoir attribuée à la transmission de la maladie par contagion.

Nous ne sommes pas moins embarrassé pour ce qui concerne la transmission par infection. En effet, s'il est une circonstance propre à favoriser cette infection, c'est bien la cohabitation dans des bergeries chaudes, mal aérées, et souvent trop petites pour le nombre des animaux qu'on y installe ; s'il est, au contraire, une circonstance propre à diminuer les chances d'infection, c'est le séjour en plein air, au milieu des champs. Or c'est précisément pendant la saison du parcage, pendant le séjour en plein air, que la mortalité sévit dans toute son intensité, tandis qu'elle est beaucoup plus rare et ordinairement insignifiante pendant les mois d'hiver, quand les animaux sont renfermés.

Sans aller jusqu'à nier toute possibilité de transmission, il est donc permis d'en demander encore de nouvelles preuves, quand il s'agit d'une transmission sur une aussi grande échelle, et de demander en outre comment se transmet la maladie, chaque année, aux premiers animaux atteints.

Est-ce à dire pour cela qu'on doive laisser au milieu d'un troupeau les animaux chez lesquels on observe ou même chez lesquels on croit observer les premiers symptômes de la maladie? Une telle imprudence est bien loin de ma pensée ; lors même que la maladie ne serait pas transmissible par contagion, ce n'est jamais sans inconvénient qu'on laisserait des animaux malades au milieu d'un troupeau. La séquestration des animaux atteints ou soupçonnés ne peut offrir, au contraire, que des avantages ; d'abord il est plus facile de leur donner des soins spéciaux, et ensuite on diminue d'autant les chances d'une contagion quelconque, si minimes qu'on veuille bien les supposer.

CHAPITRE VI.

CONSIDÉRATIONS GÉNÉRALES SUR LES MOYENS PRÉVENTIFS.

Puisque nous considérons comme cause principale de la maladie la trop grande plasticité du sang ; puisque cette grande plasticité elle-même est due au régime alimentaire auquel sont soumis les animaux, et à la grande valeur nutritive des aliments qu'on leur fait consommer, il est rationnel de penser qu'en modifiant judicieusement ce régime, qu'en y faisant entrer en proportions convenables des éléments plus aqueux, on se rapprochera du régime auquel sont soumis les animaux de même espèce dans les pays où la maladie est inconnue.

Une première circonstance nous frappe tout d'abord ! Dans ces pays de Beauce, si tristement décimés, les fourrages mis à la disposition des animaux, même les fourrages verts, y contiennent moins d'eau naturelle que les fourrages de même nom des pays respectés par le mal ; et cependant les malheureux animaux, exposés, en outre, une grande partie de l'année, à un air plus vif, plus sec, manquent encore souvent, dans la saison chaude et sèche, de l'eau qu'on donne partout ailleurs à discrétion à leurs semblables.

La nature et la qualité de leurs aliments exigeraient qu'on y associât plus qu'ailleurs une abondante boisson ; souvent on la leur refuse, non par une économie mal entendue, mais par suite des grandes difficultés qu'on éprouve à s'en procurer.

C'est bien le cas de s'associer de grand cœur aux vues de M. l'ingénieur en chef Olivier, qui appelle instamment l'attention de l'administration supérieure sur l'étude de projets d'aménagement rationnel des eaux sauvages dans chaque commune, pour les utiliser d'abord, et ensuite pour éviter les inconvénients auxquels elles donnent trop souvent lieu dans l'état actuel des choses.

Dans beaucoup de fermes ou de villages du plateau de la Beauce, les puits ont des profondeurs fabuleuses ; puis, dans les années sèches, ils peuvent à peine suffire aux besoins de l'espèce humaine, aux besoins du personnel plus nombreux qu'exigent les grands travaux d'été. Les cours d'eau naturels, situés à de très-grandes distances, ne peuvent offrir que d'insuffisantes et dispendieuses ressources. L'établissement de *citernes* destinées à recevoir et à emmagasiner les eaux pluviales pourrait offrir, sous ce rapport, des avantages réels. On ne peut évaluer à moins de 550 litres, bon an mal an, la quantité d'eau pluviale qui tombe annuellement sur chaque mètre carré de surface plane horizontale. A ce compte, un ensemble de bâtiments de 200 mètres de longueur sur 8 mètres de largeur moyenne recevrait donc environ 920 mètres cubes d'eau pluviale. Admettons qu'on n'en recueille pratiquement que 6 à 700 mètres cubes, cette quantité suffirait à peu près, à elle seule, à la consommation annuelle des animaux de la ferme.

En donnant aux animaux la boisson qui, dans l'état actuel des choses, leur est attribuée en général trop parcimonieusement dans les années sèches ; en donnant satisfaction à l'un des besoins les plus naturels et les plus impérieux de l'organisme, on peut diminuer, dans une certaine mesure, les chances d'accidents. Cependant cette précaution de première nécessité serait encore insuffisante pour conjurer le danger, si l'on n'apportait aucune modification aux conditions ordinaires du régime, si l'on ne modifiait en rien la composition de la ration alimentaire de chaque jour.

Nous avons insisté vivement (pages 23 à 30) sur la trop grande valeur nutritive des fourrages consommés par le bétail du plateau de la Beauce ; il importe de diminuer cette valeur nutritive, c'est-à-dire qu'en fournissant aux animaux le même volume d'aliments pour lester leur estomac, on doit s'attacher à rendre moins substantiel l'ensemble de ces aliments.

On peut arriver à ce résultat de plusieurs manières :

Le premier moyen consisterait à changer la nature des plantes fourragères, et à remplacer celles-ci par d'autres plantes moins riches en principes alibiles de la nature de ceux qui contribuent le plus à la plasticité du sang ;

Le second moyen consisterait à rendre moins substantielles les plantes fourragères actuellement cultivées en Beauce, en modifiant convenablement les conditions de leur culture ;

Enfin un troisième moyen consisterait à associer aux fourrages actuels d'autres aliments qui, sous le même poids, contiennent une plus grande proportion d'eau, et une moindre proportion de ces substances destinées par la nature à la production des principes plastiques du sang.

C'est à ce dernier moyen que nous donnerions la préférence, parce qu'il est d'une réalisation facile, qu'il comprend d'ailleurs les deux autres, et qu'enfin il peut ouvrir pour la Beauce une ère nouvelle de prospérité.

Ce moyen, disons-le tout de suite, consisterait tout simplement dans une plus grande extension donnée à la culture des racines, et en particulier à celle de la betterave.

La culture de la betterave sur une assez grande échelle exercerait ici une double influence :

Elle permettrait de modifier d'une manière avantageuse, pendant une partie de l'année, le régime alimentaire du bétail.

Elle conduirait forcément, dans un délai peu éloigné, à une transformation progressive du sol, et cette transformation du sol aurait pour résultat inévitable de modifier d'une manière sensible les qualités alimentaires des fourrages qu'on lui ferait produire.

Nous allons maintenant examiner les choses et les discuter successivement à ces deux points de vue fondamentaux.

CHAPITRE VII.

MODIFICATION QUE PEUT SUBIR LE RÉGIME ALIMENTAIRE DU BÉTAIL DE LA BEAUCE, PAR UNE PLUS GRANDE EXTENSION DONNÉE A LA CULTURE DES RACINES, ET EN PARTICULIER A CELLE DE LA BETTERAVE.

Parmi les racines susceptibles d'être facilement cultivées sur une grande échelle, on donne habituellement et avec raison, en France, la préférence aux carottes et aux betteraves; disons tout de suite que la culture de ces dernières a pris partout une extension beaucoup plus grande que celle des carottes.

C'est que la betterave peut entrer sous deux formes distinctes dans le régime alimentaire des animaux d'espèces ovine et bovine :

1° A l'*état naturel*,

2° Sous la forme de *pulpes*, résidus de la fabrication du sucre ou de l'alcool.

Lorsqu'elle est employée à l'état naturel, c'est-à-dire consommée sans avoir été préalablement soumise à des manipulations industrielles, la betterave peut fournir, par ses feuilles d'abord, depuis le milieu d'août jusque vers la fin d'octobre, une masse considérable de nourriture aqueuse et laxative.

Combinées d'une manière judicieuse avec les regains et avec les herbes trop riches et trop substantielles que les animaux trouvent dans les champs, pendant l'été ou au commencement de l'automne, ces feuilles peuvent constituer un mélange dont la composition moyenne diffère peu de celle des herbes normales des pays où le sang de rate est inconnu.

Ainsi les regains de sainfoin à demi desséchés sur pied, comme on les obtient le plus souvent en Beauce, contiennent, sur cent parties :

Eau	60	. . . . azote 1,25
Matière sèche	40	

On trouve moyennement, dans les feuilles de betterave, sur cent parties en poids :

Eau	90	. . . . azote 0,33.
Matière sèche	10	

En associant ces matières alimentaires à poids égaux, on obtiendrait un mélange dans lequel se trouveraient :

Eau	75	. . . . azote 0,78 ;
Matière sèche	25	

Deux parties du premier fourrage et trois parties du second constitueraient un mélange contenant, sur cent parties :

Eau	78	. . . . azote 0,70,
Matière sèche	22	

c'est-à-dire offrant à peu près la composition des herbes vertes un peu consistantes.

Les feuilles de betteraves ont le grand avantage

d'arriver au moment où cessent les fourrages verts et tendres (seigle, escourgeon, trèfle incarnat, vesces d'hiver avec ou sans mélange de seigle ou d'avoine, etc.).

Les racines elles-mêmes viennent, après les feuilles, clore le cercle des combinaisons de nourriture verte, qui recommence l'année suivante, avec la nouvelle pousse des herbes.

On peut dire, en un mot, que le précieux concours de la betterave permet de ne pas interrompre un seul jour, dans la ferme, la nourriture au vert, au grand profit de la santé du bétail.

Les racines de betteraves, dépouillées de leurs feuilles et fraîchement arrachées, contiennent en moyenne, sur cent parties en poids :

Eau	88	azote en combinaison, 0,24.
Matière sèche	12	

Combinées dans des proportions convenables avec des fourrages secs et riches comme les fourrages fanés de la Beauce, qui contiennent jusqu'à 85 pour cent de matière sèche, 2 pour cent d'azote en combinaison, et seulement 15 pour cent d'eau hygrométrique, les betteraves peuvent en modifier la composition de manière à constituer des mélanges dont la constitution chimique et la valeur alimentaire diffèrent peu de celle des herbes vertes auxquelles nous faisions allusion il y a quelques instants. C'est ainsi que le mélange de quatre parties de betterave et d'une partie du fourrage fané dont il vient d'être question plus haut constitueraient un ensemble dans lequel on trouverait, sur cent parties :

Eau 74 }
Matière sèche 26 } azote en combinaison, 0,59,

c'est-à-dire à peu près la composition des herbes vertes du printemps.

Il est à peine utile de rappeler ici que les racines de betteraves, avant d'être données aux animaux, doivent être préalablement coupées en morceaux de faibles dimensions, au moyen d'instruments connus sous le nom de *coupe-racines ;* que, pour éviter les pertes de jus sucrés dont les animaux sont très-friands, il est avantageux de mélanger les betteraves, à mesure qu'on les coupe, avec des menues pailles, des fleurains ou des fourrages secs divisés à l'aide du *hache-paille*, et de laisser les matières sèches pendant vingt-quatre heures s'imbiber de jus et se ramollir par le contact des tranches de betteraves fraîchement coupées ; ce sont des détails généralement trop connus pour qu'il soit nécessaire de nous y arrêter.

L'intervention de la betterave à l'état naturel dans l'alimentation du bétail de Beauce, en feuilles d'abord, et plus tard sous forme de racines, ne saurait donc être trop recommandée aux intelligents cultivateurs de cette intéressante région, et l'extension de la culture de cette plante sera bien certainement un jour considérée comme un grand bienfait pour l'agriculture beauceronne.

Mais l'industrie agricole a trouvé, depuis une douzaine d'années, qu'il était possible de tirer de la betterave un parti plus lucratif encore, en la soumettant au préalable à une série de manipulations qui permettent d'en extraire de l'alcool, matière d'un prix élevé, tout en laissant aux animaux la plus grande partie (les trois quarts environ) de la substance même des racines, et surtout les éléments les plus importants au point de vue alimentaire.

Lorsqu'on soumet la betterave à un traitement de ce genre avant de la faire entrer dans la consommation, c'est ordinairement sous la forme de *pulpe cuite* qu'elle est donnée au bétail. Les animaux s'en accommodent très-volontiers ; mais, comme c'est un aliment très-aqueux et laxatif, on y associe des aliments secs divisés, résidus de foins, fleurains, menues pailles, siliques de colza, pailles et foins hachés, etc.

La proportion d'eau contenue dans les pulpes, la dose de matières plastiques alimentaires, sont à peu près les mêmes que celles que nous avons précédemment attribuées à la betterave crue ; tout ce que nous avons dit à l'occasion de cette dernière peut donc s'appliquer à la pulpe, dont la conservation en silos, dans de bonnes conditions, est même de plus longue durée que celle des racines.

Comme aliment cuit et d'une facile digestion, la pulpe se prête encore mieux aux combinaisons d'aliments propres à l'engraissement des animaux d'espèces ovine et bovine ; mais je ne veux ni ne dois entrer ici dans les détails d'une industrie dont la description exigerait à elle seule tout un gros livre ; et encore le lecteur en apprendrait moins que dans la visite attentive d'une distillerie agricole de betteraves.

Je viens d'insister sur les avantages de l'introduction d'aliments aqueux rafraîchissants dans le régime des animaux qui reçoivent des fourrages trop riches en principes sanguifiables, mais je ne demande pas à être cru sur parole. Il y a déjà longtemps qu'Yvart s'exprimait ainsi : « J'ai vu, « depuis dix ans, le sang de rate sévir plusieurs « fois sur quatre troupeaux nombreux appartenant « à des propriétaires de la commune de Maisons- « Alfort, alors que le troupeau de l'école vétéri- « naire, *nourri à ces époques de mortalité dans « les mêmes pâturages, n'éprouvait aucune perte ;* « et la cause de cette singularité, je l'attribue à une « alimentation constamment uniforme pendant « l'hiver, *en associant aux aliments secs une « quantité suffisante de racines, comme les bet- « teraves ou les pommes de terre* (un kilogramme « de betterave par tête et par jour). »

Du reste, ces idées commencent à se faire jour dans certaines parties de la Beauce, où la pratique est déjà venue confirmer les inductions de la science pure, et M. Rousseau a pu dire avec raison et conviction : « L'intervention judicieuse des raci-

« nes et de leurs feuilles dans la nourriture des « animaux me paraît le meilleur des préservatifs « connus. »

Enfin nous ne saurions ajouter une meilleure preuve de l'heureuse influence de l'intervention des aliments aqueux dans la nourriture des animaux, au point de vue spécial qui nous occupe, qu'en rappelant des résultats bien des fois constatés par l'expérience : que l'on installe un troupeau dans une prairie fraîche au moment où il est décimé par le sang de rate, on voit bientôt diminuer rapidement, au bout de peu de jours, le nombre des victimes.

Qu'il survienne, dans les pays les plus maltraités, quelques jours de pluie au moment le plus désastreux, la mortalité diminue bientôt.

Dans un cas comme dans l'autre, le régime alimentaire a été changé ; des aliments plus aqueux, moins riches en principes sanguifiables, ont remplacé les aliments sous l'influence desquels le mal faisait de si grands ravages.

Les faits avérés ne se contestent pas, ils peuvent être discutés ; j'appelle donc une discussion éclairée, en priant les cultivateurs beaucerons de ne pas s'en tenir à une déplorable résignation.

CHAPITRE VIII.

LE SOL ARABLE PEUT-IL, SOUS L'INFLUENCE DE LA CULTURE PROLONGÉE DE LA BETTERAVE, SE TROUVER PROGRESSIVEMENT MODIFIÉ AU POINT DE CHANGER D'UNE MANIÈRE SENSIBLE LES QUALITÉS NUTRITIVES DES FOURRAGES QU'ON LUI FERAIT PRODUIRE ?

Lorsqu'on applique directement au blé les fumures du sol, la masse d'engrais employé a des limites que la prudence et l'expérience conseillent de ne pas dépasser, si l'on ne veut pas s'exposer à compromettre, par une verse presque inévitable, la récolte de blé elle-même.

Lorsqu'on applique de fortes fumures à la betterave, on n'a pas les mêmes craintes à concevoir, car la betterave ne verse pas ; cultivée pour fourrage, elle rend en proportion des soins qu'on lui donne et des avances d'engrais qu'on lui fait, et elle laisse encore presque toujours alors dans le sol des éléments de fertilité suffisants pour assurer, sans nouvelle addition d'engrais, le succès de la récolte de blé qui doit suivre.

Je n'ai pas à exposer ici, et encore moins à discuter les meilleures conditions de la culture de la betterave aux divers points de vue de la production industrielle du sucre ou de l'alcool, ou de la production purement agricole d'une abondante matière alimentaire pour le bétail; cette étude spéciale, qui demanderait de très-longs développements, m'entraînerait trop loin de mon sujet. D'ailleurs, ceux de mes lecteurs qui auraient le désir de combler cette lacune pourront trouver, dans beaucoup d'ouvrages spéciaux, une ample moisson d'utiles renseignements sur ces questions si importantes à d'autres titres.

L'unique point de vue auquel je veux me placer ici consiste à chercher si, sous l'influence de la culture des racines, le sol arable peut se trouver progressivement modifié à ce point que les qualités nutritives des fourrages qu'on lui fera produire en soient changées d'une manière notable.

Pour être avantageuse et prospère, la culture des betteraves exige des labours plus profonds que ceux qui se pratiquent habituellement en Beauce ; mais cette plus grande profondeur de labours exige elle-même de plus abondantes fumures pour fertiliser les parties neuves du sol ainsi approfondi. Pratiqué avec prudence et progressivement, cet approfondissement des labours, combiné avec de plus riches fumures, aura pour effet d'augmenter l'épaisseur de la couche *active* du sol, c'est-à-dire de la couche plus spécialement chargée de subvenir à la nourriture des récoltes.

Mais il est bien établi par l'expérience que, toutes choses égales d'ailleurs, avec une même nature de terre, avec un même climat, même exposition, etc., deux champs dont la couche active sera d'épaisseur différente pourront être très-inégalement sensibles aux influences de la sécheresse et de l'humidité. Celui des deux qui souffrira le moins de la sécheresse sera celui dont la couche active aura la plus grande épaisseur ; c'est encore lui qui aura le moins à redouter les inconvénients d'une année humide.

A ces avantages, qui ne sont pas à dédaigner, viendra s'en ajouter un autre sur lequel nous appelons d'une manière toute particulière l'attention des agriculteurs beaucerons : les racines des plantes qui croissent sur un sol plus profond, trouvant plus d'espace pour s'y développer, peuvent y puiser plus facilement les éléments nécessaires pour une végétation vigoureuse ; moins facilement soumises aux périodes de sécheresses qui ralentissent et paralysent si souvent en Beauce le développement des plantes fourragères, celles-ci, rendues plus vigoureuses, pourront y acquérir une hauteur plus grande, y conserver plus longtemps, à l'état vert et sur pied, une quantité convenable d'humidité.

Comme inévitable conséquence de cet accroissement des plantes destinées à l'alimentation du bétail, il en pourra résulter une diminution notable de leur richesse en principes alibiles de la nature de ceux qui entrent dans la composition des éléments plastiques du sang.

Quand nous disons qu'un développement plus considérable en hauteur et en poids des prairies artificielles entraînera une diminution de leur valeur alimentaire, nous ne faisons que constater un fait sur lequel je crois avoir appelé le premier l'attention il y a bientôt quinze ans ; mais il ne faut pas faire confusion : si, par suite de cette diminution de valeur alimentaire, chaque kilogramme de fourrage produit moins de sang, la récolte entière, devenue plus considérable, n'en contient pas moins une quantité totale de matériaux nutritifs plus grande, mais cette plus grande quantité de principes alibiles se trouve répartie entre un plus grand nombre de rations journalières.

Quelques exemples feront mieux comprendre ma pensée : on s'accorde aujourd'hui pour reconnaître que les principes azotés des aliments en constituent les matériaux les plus actifs, ce qui a conduit à considérer la proportion de ces principes azotés, ou la proportion d'azote que contiennent les fourrages, comme pouvant servir de mesure à leur valeur alimentaire.

Ceci posé, une terre produit moyennement 2500 kilog. de sainfoin contenant, à l'état de complète siccité, 2 kilog. un quart pour 100 d'azote ; la quantité totale d'azote de la récolte sera représentée par 25 fois 2,25 ou par 56 kilog. un quart.

Si cette terre, après avoir été améliorée, peut produire annuellement 3800 kilog. de sainfoin complétement privé d'humidité, dosant 1 kilog.

900 grammes d'azote par quintal métrique, la quantité totale d'azote sera représentée par 72 kilog. 200 grammes.

Enfin, si la production du sainfoin se trouvait portée jusqu'à 4500 kilog. par an, ou 45 quintaux dosant, à l'état de complète siccité, seulement 1 kilog. 700 grammes d'azote par quintal, la quantité totale d'azote contenue dans la récolte serait représentée par 45 fois 1 kilog. 700 grammes, ou par 76 kilog. 600 grammes.

Nous avons tout à la fois ici un accroissement dans la masse du produit et une diminution dans la valeur alimentaire de chaque kilogramme de fourrage.

Ces nombres constituent sans doute déjà par eux-mêmes un enseignement utile ; mais il est un enseignement plus positif encore, c'est celui de l'expérience, qu'on peut résumer ainsi: lorsque, par des modifications dans les cultures, par des améliorations foncières du sol ou par tout autre moyen, on est parvenu à augmenter le rendement des prairies artificielles, on a presque toujours, en même temps, diminué les chances de mortalité du bétail quand cette mortalité pouvait être attribuée à des maladies de sang. Les moyens ont pu varier, mais le résultat obtenu a généralement été le même.

CHAPITRE IX.

RÉSUMÉ ET CONCLUSION.

La *principale cause* de la maladie connue en Beauce sous le nom de *sang de rate* doit être attribuée à une trop grande richesse des aliments qui sont habituellement consommés par les animaux.

Ces aliments renferment, sous un petit volume, une proportion considérable de principes alibiles capables de donner au sang une trop grande *plasticité*. L'observation attentive des faits montre que, sous l'influence de circonstances diverses ayant pour effet d'augmenter cette richesse des aliments, la mortalité est beaucoup plus à redouter, tandis qu'on voit, au contraire, diminuer d'une manière frappante les chances de mortalité, dans le même pays, dans une même commune, dans la même exploitation rurale, sous l'influence un peu prolongée des circonstances qui tendent à réduire d'une manière sensible la valeur nutritive des aliments mis à la disposition des animaux.

Il semble résulter de là qu'au nombre des moyens préventifs il convient de placer en première ligne l'emploi usuel d'aliments moins riches en principes plastiques, ou le mélange convenable d'aliments plus aqueux avec ceux dont la trop grande richesse habituelle peut offrir de si graves inconvénients.

Parmi ces aliments plus aqueux, les racines et en particulier la betterave paraissent appelées à jouer un rôle considérable, dont les avantages deviendront chaque jour plus manifestes.

Le pâturage sur les gazons, quand il est possible, surtout sur les gazons ombragés, doit être recommandé au même titre, surtout pendant la seconde moitié du printemps.

La même recommandation s'applique, en été, aux pâtures matinales, quand les plantes sont encore chargées de rosée, en exceptant, bien entendu, celles qui passent pour les plus susceptibles de produire la météorisation.

Il est encore avantageux de faire, de quinzaine en quinzaine, pendant les mois d'avril, mai, juin et juillet, des semis successifs de mélanges de plantes fourragères de rapide venue, telles que vesces et pois, mélangés d'un peu de fèves, de colza, de sarrasin, de moha ou de maïs quarantain. Ces semis, faits sur une terre bien fumée pour en mieux assurer la bonne et prompte venue, pourront former, pendant les mois de juin, juillet, août et septembre, de précieuses ressources en fourrage *vert*, auxquelles viendront s'ajouter au besoin les feuilles de betteraves pendant les deux derniers mois.

Souvent aussi on s'est bien trouvé d'ajouter de temps en temps, dans la boisson des animaux, une certaine quantité de sulfate de soude, environ 500 grammes par 100 litres d'eau, soit 5 grammes par litre C'est surtout quand on est menacé de sécheresse que cette addition peut être avantageuse, et doit être répétée cinq ou six fois dans le courant de l'année.

Mais ce qui doit être surtout recommandé, c'est qu'on emploie tous les moyens possibles pour que les animaux ne souffrent pas trop de la soif, principalement pendant les grandes sécheresses et quand la nourriture verte fera défaut. La privation de boisson est tout aussi pénible, tout aussi funeste pour le bétail que pour l'homme.

La suppression du parcage des moutons pendant le milieu du jour, alors qu'un soleil brûlant darde ses rayons ardents sur les plaines sans abri de la Beauce, est une mesure qu'on aurait également dû adopter depuis longtemps. Comment, en effet, peut-on croire que de pauvres animaux réduits, pour abriter leurs têtes, à les cacher pendant de longues heures entre les jambes de ceux qui se trouvent devant eux, ne souffrent pas énormément d'un pareil état de chose, si contraire aux principes les plus vulgaires de l'hygiène. Nous en dirons autant de la tonte souvent trop tardive, ajournée en vue d'augmenter, par une plus forte proportion de suint, le poids normal des toisons. Si l'homme était condamné, seulement pour quelques jours, à supporter dans de pareilles conditions, et avec de lourds et chauds vêtements d'hiver, la chaleur du milieu des jours d'été, en plein soleil, il comprendrait beaucoup mieux les vrais besoins de ses troupeaux, et, en définitive, ses vrais intérêts.

En somme, un bon régime dans lequel entreraient, aussi régulièrement que possible, pendant l'année entière, des aliments verts et suffisamment aqueux, et une hygiène attentivement raisonnée, pourront souvent prévenir la maladie ou en arrêter les progrès.

Les résultats sont bien plus faciles à observer et à constater sur l'espèce bovine qui, soumise en Beauce à une stabulation plus habituelle, est plus facile à surveiller, sous ce point de vue spécial comme sous beaucoup d'autres.

Enfin disons quelques mots d'une déplorable coutume enracinée dans beaucoup de fermes de la Beauce. Maîtres et bergers tiennent en général beaucoup trop à l'embonpoint de leurs troupeaux, et, pour y parvenir, donnent à trop haute dose des aliments sur la valeur desquels ils se trompent. On veut pousser à l'embonpoint, mais avant d'y arriver, on atteint la pléthore et ses tristes conséquences.

Certains bergers ne se font même pas scrupule de dépasser en cachette les rations fixées par leurs maîtres. Cette dernière pratique, de la part du berger, n'a pas toujours uniquement pour mobile la gloriole d'avoir un beau troupeau, des bêtes en *très-bon état;* un regrettable usage lui attribue souvent le suif et les peaux des animaux qui succombent par les maladies de sang. Il en résulte que ses bénéfices s'accroissent en même temps qu'augmentent les pertes de son maître,— et, comme la mort frappe en général de préférence les bêtes les plus grasses, celles qui ont le plus d'*état,* le berger peu scrupuleux cède parfois à la tentation de faire la honteuse spéculation de pousser au sang pour pousser en même temps à la mortalité.

La suppression de cette coutume inconcevable doit donc être inscrite aussi au nombre des recommandations qui peuvent contribuer à prévenir la mortalité. Les bergers honnêtes sauront trouver, par leurs bons et loyaux services, des moyens plus honorables d'accroître leurs gages, et leurs maîtres pourront trouver souvent un bénéfice réel dans la charge que leur imposerait une compensation régulière en argent.

Je suis bien loin de penser que cet opuscule soit le dernier mot de la grave question qui nous occupe. Une conviction profonde ne saurait évidemment tenir lieu de preuve suffisante ; mais j'espère qu'après avoir pesé mûrement les motifs de cette conviction, mes lecteurs reconnaîtront eux-mêmes que ces motifs méritent de leur part un examen sérieux et réfléchi.

NOTES EXPLICATIVES

ET ÉCLAIRCISSEMENTS.

Dans le but de compléter, autant que le permettent les limites restreintes de cette publication, l'examen de certaines questions spéciales, nous avons renvoyé cet examen à la fin de notre travail, pour nous permettre de leur donner un peu plus de développement.

Nous allons donc maintenant passer en revue successivement ces quelques points mis en réserve.

A

DU ROLE DES ANIMALCULES (BACTÉRIES OU BACTÉRIDIES) DANS LA MALADIE DU SANG DE RATE.

Dans le but d'éclairer la nature de la maladie qui nous occupe, M. Rayer inocula en juin 1850, sur un animal sain, du sang pris sur des animaux qui venaient de succomber au sang de rate.

« L'animal inoculé, dit M. Rayer, mort le « quatrième jour, offrait à l'autopsie une rate dont « le tissu contenait du sang d'une couleur viola- « cée, analogue à celle du sang de la rate d'un

« animal atteint de la maladie dite sang de rate, « coloration distincte de celle du sang d'une rate « saine.

« Le sang, examiné au microscope, se compor- « tait comme celui du mouton atteint du sang de « rate qui avait servi à l'inoculation. Les globules, « au lieu de rester bien distincts, comme les glo- « bules du sang sain, s'agglutinaient généralement « en masses irrégulières. Il y avait, en outre, « dans le sang, des petits corps filiformes ayant « en longueur le double du diamètre des globules « sanguins. » (*Bulletin de la Société biologique.*)

En 1859, MM. Rayer et Davaine sont allés dans plusieurs fermes situées au sud de Chartres, dans le but de provoquer de nouvelles observations sur les effets de l'inoculation. L'inoculation, dans ces nouvelles expériences, a produit les mêmes effets sur un cheval.

De pareils résultats, dit M. Rayer, ne peuvent laisser de doute sur les propriétés septiques très-énergiques du sang des animaux atteints du sang de rate.

Quelques heures après la mort, dit M. Davaine, on trouve dans le sang des animaux inoculés un très-grand nombre de bactéries, tandis que chez le mouton vivant, et sain, on ne trouve jamais d'infusoires de ce genre.

M. Davaine pense même que le sang des moutons atteints de la maladie contient déjà des bactéries avant la mort.

Delafond avait également signalé, dans le *Bulletin des séances de la Société des vétérinaires*, pour 1860, la présence des bactéries dans le sang des animaux charbonneux

En 1862, M. Davaine ayant examiné du sang non encore putréfié , qui lui avait été transmis comme provenant de moutons morts du sang de rate, y trouva un nombre immense de bactéries sans mouvement.

Ce sang fut inoculé par lui à des lapins et à un rat blanc bien portants, vigoureux, *dont le sang était normal*. Vingt-quatre heures après l'inoculation, le sang de ces animaux ne contenait pas encore de bactéries. Au bout de quarante-trois heures, l'un des lapins était mourant et son sang présentait une énorme quantité de bactéries, identiques avec celles qu'il avait observées dans le sang du mouton.

Quarante-huit heures après l'inoculation, le sang du second lapin ne donnait encore rien de particulier, mais après la mort, arrivée au bout de soixante-trois heures, il contenait des bactéries en grande abondance.

Un troisième lapin, inoculé avec le sang du premier, mourut au bout de dix-sept heures, et son sang contenait un grand nombre de bactéries.

Le rat, qui ne s'était pas ressenti des résultats de la première inoculation, fut inoculé une seconde fois ; il ne parut pas en souffrir plus que la première fois.

Ces corpuscules microscopiques (Bactéries), dit

M. Davaine, se sont évidemment développés pendant la vie, et leur relation avec la maladie qui a entraîné la mort ne saurait être mise en doute.

Cette théorie du sang de rate a rencontré des contradicteurs dont je dois, pour être impartial, faire connaître également l'opinion.

Ainsi, suivant MM. Leplat et Jaillard, les bactéries ou vibrions provenant d'un milieu quelconque ne produisent aucun accident chez les animaux dans le sang desquels on les a introduits, à moins toutefois qu'ils ne soient accompagnés ou d'un véhicule putride, ou d'agents purulents qui, eux seuls, sont responsables des effets fâcheux qui peuvent suivre.

M. Signol, en indiquant la présence des bactéries dans des maladies qualifiées de diathèse typhoïde, et dans le sang d'un animal ayant succombé à la suite de gangrène provoquée par une lésion traumatique [1], pense que les bactéries ne sont pas particulières au sang des animaux atteints du sang de rate.

Après avoir présenté les résultats de nouvelles expériences qui sont venues confirmer ceux des premières [2], M. Davaine ajoute :

« Il n'est pas besoin, je pense, de faire ressortir « le rôle des bactéries du sang de rate. Personne,

[1] *Comptes-rendus* de l'Académie des sciences de l'Institut, 10 août 1863.

[2] Séances du 10 et du 17 août 1863.

sans doute, dans l'état actuel de la science, ne « cherchera en dehors de ces corpuscules l'agent « de contagion, agent mystérieux, insaisissable, « qui se développerait et se détruirait dans les « mêmes conditions que les bactéries, qui jouirait « des mêmes propriétés physiologiques qu'elles.

« Cet agent est visible et palpable, c'est un être « organisé, doué de vie, qui se développe et se « propage à la manière des êtres vivants. Par sa « présence et par sa multiplication rapide dans le « sang, il apporte dans la constitution de ce li- « quide, sans doute à la manière des ferments, « des modifications qui font promptement périr « l'animal infecté. »

En admettant l'existence constante de bactéries ou bactéridies dans le sang des animaux atteints du sang de rate, tandis que ces animalcules seraient absents dans le sang des animaux sains d'un même troupeau, il y aurait donc coïncidence entre l'épaississement du sang dans les cas de nourriture trop substantielle, et la présence de ces animalcules microscopiques. Si, sous l'influence de l'appauvrissement du sang qui résulte d'un changement de régime, changement par suite duquel les animaux reçoivent une nourriture plus aqueuse, on observe habituellement une diminution assez prompte, ou même la cessation des accidents de maladie peu de temps après le changement de régime, ne serait-ce pas parce qu'un sang plus pauvre semblerait constituer un milieu peu favorable au développement de ces animalcules microscopiques?

En un mot, ne semblerait-il pas résulter de ces rapprochements que les bactéridies ne pourraient prospérer que dans un sang devenu plastique à un degré assez élevé, et que, lorsque cette plasticité descend au-dessous d'une certaine limite, leur existence est compromise ou devient impossible, de même que nous voyons certains animaux marins mourir ou disparaître, quand les eaux douces viennent remplacer en totalité ou même en partie l'eau de la mer qui constituait pour eux le milieu le plus favorable à leur existence et à leur développement.

Toutes ces études relatives à la contagion par inoculation directe, ou aux circonstances qui accompagnent la maladie, ont certainement leur importance et leur intérêt, mais elles ne suffisent pas encore pour résoudre complétement la question au point de vue pratique. Tout ce qu'il serait permis d'en conclure, c'est qu'il est prudent de séparer des autres les animaux malades. Sans aucun doute, c'est une précaution bonne à prendre, mais il ne serait pas moins utile de soumettre les animaux sains à un régime alimentaire qui puisse prévenir l'invasion du mal et de chercher les meilleures conditions de ce régime dans l'observation des faits et des circonstances sous l'influence desquelles nous voyons la maladie affaiblie ou disparue.

B.

DIFFÉRENCE DE RICHESSE DES DIVERSES PARTIES D'UNE MÊME PLANTE.

J'ai signalé dans le chapitre III de ces Etudes, pages 23 et suivantes, l'existence d'une différence considérable de composition entre les diverses parties d'une même plante, sauf à en fournir plus loin la preuve. Cette preuve va s'offrir d'elle-même de la manière la plus manifeste, comme conséquence naturelle de l'ensemble des résultats des analyses nombreuses de fourrages auxquelles je me suis livré depuis une quinzaine d'années. Il serait trop long de rapporter ici tous ces résultats ; je me bornerai à quelques citations relatives aux plantes habituellement employées comme fourrage.

PLANTES COMPOSANT ORDINAIREMENT LES PRAIRIES ARTIFICIELLES DE LA BEAUCE *(trèfle, sainfoin, luzerne)*.

Après avoir choisi de bons échantillons d'essai de trèfle, de luzerne et de sainfoin, de manière à soumettre à l'expérience des spécimens de bonne qualité moyenne de chacun de ces fourrages, j'ai divisé chaque échantillon en quatre parties distinctes, savoir :

1° Les fleurs ,

2° Les feuilles ,

3° La partie supérieure des tiges (dépouillées de leurs feuilles et de leurs fleurs), comprenant du quart au tiers environ de leur longueur totale ;

4° Le reste des tiges *nues*, comprenant les deux tiers ou les trois quarts de leur longueur, comptée à partir de leur extrémité inférieure.

Enfin, en secouant une botte de chacun de ces fourrages, on a obtenu des débris de feuilles et de fleurs qui représentent le *fleurain* des greniers à fourrages.

Voici maintenant les résultats de l'analyse distincte et séparée de ces diverses parties :

Trèfle de première coupe.

	PROPORTION D'AZOTE PAR KILOGRAMME. à l'état fané ordinaire.	complétement desséché.
Fleurs.	27gr.7	36gr 3
Feuilles.	31 ,4	46gr.4
Partie supérieure des tiges dépouillées de fleurs et de feuilles.	14 ,3	18 ,1
Partie inférieure des tiges nues.	8 ,4	11 ,5
Fleurain.	31 ,4	39 ,0

La richesse moyenne en *azote* du fourrage *entier* s'élevait, à l'état normal et marchand, à 18 gr. 1 décigramme par kilogramme.

Luzerne de première coupe.

	PROPORTION D'AZOTE PAR KILOGRAMME. à l'état fané ordinaire.	complétement desséchée
Fleurs.	35gr.6	46gr.9
Feuilles.	32 ,0	42 ,7
Partie supérieure des tiges dépouillées de fleurs et de feuilles.	16 ,3	24 ,0
Partie inférieure des tiges nues.	9 ,6	15 ,5
Fleurain.	26 ,9	34 ,5

Richesse moyenne du fourrage *entier*, à l'état normal et marchand, 18 gr. et demi d'azote par kilogramme.

Regain de luzerne récolté au milieu de novembre 1854.

	PROPORTION D'AZOTE PAR KILOGRAMME à l'état vert.	complétement desséché.
Sommités des petits rameaux munis de leurs feuilles.	8gr,2	42gr 2
Petits rameaux étêtés munis de leurs feuilles. . .	6 ,7	41 ,5
Tiges sans feuilles après l'enlèvement des petits rameaux précédents. .	4 ,8	14 ,4

Sainfoin ordinaire à une seule coupe.

	PROPORTION D'AZOTE PAR KILOGRAMME. à l'état fané ordinaire.	complétement desséché.
Fleurs	28gr.0	34gr.6
Feuilles	28 ,0	34 ,0
Partie supérieure des tiges dépouillées de feuilles et de fleurs	15 ,0	18 ,7
Partie inférieure des tiges nues	11 ,2	12 ,6
Fleurain	23 ,2	28 ,8

Richesse moyenne du fourrage *entier* à l'état ordinaire et marchand, 18 gr. 9 décigrammes d'azote par kilogramme.

Sainfoin à deux coupes. — Première coupe.

	PROPORTION D'AZOTE PAR KILOGRAMME. à l'état fané ordinaire.	complétement desséché
Fleurs	28gr.8	37gr 3
Feuilles	23 ,5	29 ,9
Partie supérieure des tiges dépouillées de feuilles et de fleurs	12 ,1	17 ,6
Partie inférieure des tiges nues	9 ,5	15 ,6
Fleurain	25 ,5	32 ,8

A l'état normal et marchand, le fourrage *entier* contenait 14 gr. 8 décigr. par kilogramme.

Sainfoin à deux coupes, égrené.

(Seconde coupe ayant porté graine, mais récoltée un peu avant la complète maturité de la graine.)

	PROPORTION D'AZOTE PAR KILOGRAMME. à l'état fané ordinaire.	complétement desséché.
Feuilles.	26gr.5	31gr.8
Partie supérieure des tiges dépouillées de leurs feuilles.	12 ,8	16 ,1
Partie inférieure des tiges.	10 ,8	13 ,6
Fleurain mêlé d'une petite quantité de graines incomplétement développées.	26 ,2	35 ,5

Le fourrage *entier* contenait, à l'état normal ou marchand, 14 gr. 8 décigr. d'azote par kilogramme.

Il est aisé de voir que, *dans tous les fourrages précédents,* SANS AUCUNE EXCEPTION, *les* FLEURS *et les* FEUILLES *sont beaucoup plus riches en azote que le reste du fourrage, c'est-à-dire beaucoup plus riches que la tige, poids pour poids.*

La différence est à peu près du SIMPLE AU DOUBLE, *si on considère la tige entière dans le trèfle, dans la luzerne et dans le sainfoin, mais elle est encore plus grande si, au lieu de considérer la tige entière, on n'en prend que la partie inférieure.*

Le fleurain de ces mêmes fourrages contient

généralement, à poids égal, à peu près la même proportion d'azote que les feuilles et les fleurs, ce qu'il était facile de prévoir, puisqu'il se compose de leurs débris séparés par le froissement du fourrage.

On serait ainsi conduit à ranger dans l'ordre suivant les différentes parties de ces fourrages :

1° *Fleurs ;*

2° *Feuilles ;*

3° *Fourrage entier ;*

4 *Partie supérieure* des tiges nues ;

5° *Partie inférieure* des tiges.

Dans les résultats qui précèdent, je n'ai pas fait figurer la graine, qui pourrait être classée en première ligne par sa richesse en azote ; ainsi celle du sainfoin contient, à l'état marchand, 39 gr. 1 décigr. d'azote par kilogramme et près de 46 gr. par kilogramme, si on la considère *entièrement* privée d'humidité.

Si, des plantes fourragères proprement dites, nous passons à d'autres plantes servant moins directement aux mêmes usages, nous sommes encore conduit à des conclusions semblables.

Prenons pour nouveaux exemples des pailles quelconques (pailles de froment, de sarrasin, de colza, etc.).

Paille de gros blé rouge.

	PROPORTION D'AZOTE PAR KILOGRAMME. à l'état ordinaire.	PROPORTION D'AZOTE PAR KILOGRAMME. complétement desséchée.
Epis vides de grain. . . .	6gr 6	8gr 25
Feuilles.	4 ,9	6 ,12
Partie supérieure de la tige nue (un quart de la longueur).	3 ,9	4 ,87
Partie inférieure de la tige.	2 ,4	3 ,00
Paille entière avec l'épi vide.	3 ,4	4 ,25

Paille de sarrasin.

	PROPORTION D'AZOTE PAR KILOGRAMME. à l'état ordinaire.	PROPORTION D'AZOTE PAR KILOGRAMME. complétement desséchée.
Partie supérieure des tiges (un tiers de leur longueur).	7gr 0	8gr.75
Partie inférieure des tiges.	4 ,6	5 ,75
Paille entière.	5 ,8	7 ,25

Paille de colza.

	PROPORTION D'AZOTE PAR KILOGRAMME. à l'état ordinaire.	PROPORTION D'AZOTE PAR KILOGRAMME. complétement desséchée.
Siliques vides.	6gr 1	7gr.62
Ramilles supérieures portant les siliques. . . .	5 ,7	7, 12

Tiers supérieur des tiges, au-dessous des ramilles précédentes.	4 ,2	5 .25
Partie inférieure des tiges.	4 ,0	5 ,00
Paille entière.	4 ,4	5 ,50

Les différences dont nous venons de constater l'existence dans les pailles se succèdent dans le même ordre que celles déjà signalées dans les fourrages.

C'est donc un fait d'une très-grande généralité.

En appliquant aux feuilles elles-mêmes ce moyen d'investigation, on trouve qu'elles sont, en général, diversement riches sur une même plante, suivant qu'elles se trouvent placées plus ou moins haut sur la tige.

J'en pourrais citer beaucoup d'exemples ; je choisirai, au hasard, les feuilles du blé prises au moment de la floraison, environ trois semaines avant la moisson.

Pour distinguer ces feuilles sur une même tige, nous les numéroterons à partir de l'épi, et nous les supposerons toutes complétement desséchées, pour rendre plus faciles les comparaisons.

Feuilles de blé prises au moment de la floraison.

	Proportion d'azote par kilogramme.
1res *Feuilles* (feuilles supérieures).	23gr 25
2es *Feuilles*.	23 ,23
3es *Feuilles*.	20 ,73

4es *Feuilles*.	17 ,65
5es *Feuilles* (les plus basses). . .	13 ,54

Les nombreux exemples que nous venons de citer, auxquels il eût été facile d'ajouter encore beaucoup d'autres exemples, suffisent pour mettre en évidence le fait sur lequel j'avais insisté, *la différence de richesse et de valeur alimentaire des diverses parties d'une même plante*.

C.

DIFFÉRENCE DE COMPOSITION DES PLANTES DE MÊME ESPÈCE, MAIS DE HAUTEURS DIFFÉRENTES, BIEN QUE PARVENUES AU MÊME DEGRÉ DE DÉVELOPPEMENT.

Quand on compare deux plantes de même espèce qui, par suite de circonstances quelconques, ont acquis des hauteurs ou des grosseurs très-différentes pour arriver au même état de développement (complète maturité, floraison, etc.), on trouve généralement une différence très-sensible dans leur composition chimique, notamment dans leur richesse en principes azotés. Celle qui est parvenue à la hauteur la plus grande, considérée dans son ensemble, contient, *sous le même poids*, moins de ces principes azotés que la plante dont l'accroissement en hauteur est resté moindre. Je n'ai guère trouvé d'exception à cette loi dans les nombreuses analyses de plantes fourragères que j ai faites. J'en vais citer ici quelques exemples empruntés aux plantes usuelles.

Les plantes fourragères qui acquièrent un plus grand développement en hauteur ont généralement la tige plus grosse, et retiennent, après le fanage, trois ou quatre pour cent d'humidité de plus que les autres. Pour rendre la comparaison plus exacte, nous supposerons toujours que les plantes ont été *entièrement* privées de leur humidité par une dessiccation soignée à l'étuve.

1. *Trèfle en pleine fleur.*

	Proportion d'azote par kilogramme.
Trèfle de 35 centimètres de hauteur. .	28gr.4
Trèfle de 69 centimètres de hauteur. .	21 ,9

2. *Luzerne en fleurs.*

	Proportion d'azote par kilogramme.
Luzerne de 38 centimètres de hauteur..	29gr.2
Luzerne de 71 centimètres de hauteur..	22 ,8

3. *Sainfoin en fleurs.*

	Proportion d'azote par kilogramme.
Sainfoin de 32 centimètres de hauteur..	29gr.4
Sainfoin de 73 centimètres de hauteur.	17 ,5

4. *Minette en fleurs* (Lupuline.)

	Proportion d'azote par kilogramme.
Minette de 28 centimètres de hauteur. .	32gr.3
Minette de 47 centimètres de hauteur. .	22 ,9

5. *Sarrasin mûr (paille).*

Paille de sarrasin de 22 centimètres de hauteur	14gr.75
Paille de sarrasin de 65 centimètres de hauteur.	7 ,25

J'attribue en grande partie cet excédant de richesse en principes azotés des plantes fourragères de moindre hauteur, à cette circonstance que les organes foliacés représentent une plus grande partie du poids de ces plantes basses que lorsqu'il s'agit de plantes de grandes dimensions. Les feuilles, que nous savons très-riches en azote, font alors participer les plantes à cette richesse dans une mesure d'autant plus grande qu'elles y prédominent davantage.

D

DIFFÉRENCE DE RICHESSE EN PRINCIPES MINÉRAUX DES DIVERSES PARTIES D'UNE MÊME PLANTE.

J'ai signalé (chap. III, p. 23 et suivantes) une différence de richesse en matières minérales, dans les diverses parties d'une même plante ; j'en pourrais apporter ici des preuves nombreuses, mais pour ne pas abuser inutilement de la patience de mes lecteurs, je me bornerai à deux exemples, empruntés au sainfoin et au blé.

1. *Sainfoin en fleurs.*

	Proportions de substances minérales provenant d'un kilogramme de chacune des diverses parties de la plante entièrement privée d'humidité.
Fleurs.	58gr.9
Feuilles.	88 ,4
Tiers supérieur des tiges *nues*. . . .	47 ,8
Deux tiers inférieurs des tiges nues.	27 ,5
Plante considérée dans son entier. .	53 ,9

C'est-à-dire qu'on trouve, *dans les feuilles, plus de* TROIS FOIS *autant de substances minérales que dans la partie inférieure de la tige.*

Si, au lieu d'envisager en bloc l'ensemble des matières minérales provenant des différentes parties du sainfoin, nous cherchons à spécifier la nature et les proportions de ces divers principes minéraux, en nous bornant aux plus importants, nous trouverons, dans un kilogramme de chacune de ces parties de la plante complétement desséchée, des résultats que, pour économiser l'espace, j'ai rassemblés sous forme de tableau synoptique.

PARTIES DE LA PLANTE.	NATURE ET PROPORTIONS DES SUBSTANCES MINÉRALES DANS UN KILOG. DE MATIÈRE SÈCHE.			
	ACIDE PHOSPHORIQUE.	CHAUX.	POTASSE.	SOUDE.
	gr.	gr.	gr.	gr.
Fleurs.	11,2	23,7	7,5	2,9
Feuilles	9,6	44,8	3,3	3,0
$\frac{1}{3}$ supérieur des tiges	6,5	17,2	3,4	3,3
$\frac{2}{3}$ inférieurs des tiges	5,0	10,7	3,7	4,2
Plante considérée dans son entier .	7,3	22,7	4,8	2,5

Des différences de même nature et du même ordre se manifestent dans la composition des diverses parties du trèfle et de la luzerne.

Considérons maintenant le blé au même point de vue, à une époque quelconque, mais déterminée, de sa végétation, époque qui sera, si l'on veut, celle du commencement de l'épiage.

Composition des différentes parties du blé au commencement de l'épiage.

	Proportion d'azote par kilogramme de matière complétement sèche.
Epis.	36 ,2
Partie supérieure des tiges depuis l'épi jusqu'au 1er nœud.	30 ,6
1er entre-nœuds.	27 ,7
2e entre-nœuds.	13 ,9
3e entre-nœuds.	10 ,6
4e entre-nœuds.	6 ,2
1er nœud (supérieur).	35 ,7
2e nœud.	32 ,2
3e nœud..	29 ,6
4e nœud..	22 ,6
5e nœud..	18 ,5
1re feuille (supérieure).	24 ,5
2e feuille.	27 ,7
3e feuille.	24 ,9
4e feuille.	25 ,6
5e feuille.	23 ,1

	Proportion de *substances minérales* par kilogramme de matière *complétement sèche.*
Epis.	45gr.0
Partie supérieure des tiges depuis l'épi jusqu'au 1er nœud.	57 ,3
1er entre-nœuds.	47 ,6

2e entre-nœuds	41 ,5
3e entre-nœuds	24 ,8
4e entre-nœuds	19 ,7
1er nœud	86 ,4
2e nœud	76 ,2
3e nœud	73 ,5
4e nœud	56 ,1
5e nœud	46 ,9
1re feuille (supérieure)	59 ,7
2e feuille	59 ,5
3e feuille	67 ,2
4e feuille	78 ,3
5e feuille	100 ,1

Si, pénétrant plus avant dans la composition intime des substances minérales dont il est question, nous cherchions à en déterminer la nature particulière et les proportions, nous verrions se manifester, en passant d'une partie de la plante à une autre, des différences non moins tranchées, justifiant le soin que j'avais pris d'appeler l'attention sur ce fait qui ne saurait être sans influence dans les questions d'alimentation.

TABLE

DES MATIÈRES

NOTES EXPLICATIVES ET ÉCLAIRCISSEMENTS.

Caen.— Imp. Nigault de Prailauné.

167

www.ingramcontent.com/pod-product-compliance
Ingram Content Group UK Ltd.
Pitfield, Milton Keynes, MK11 3LW, UK
UKHW020936180726
13838UKWH00002B/991

9 782329 343723